LE CHOLÉRA-MORBUS

ÉPIDÉMIQUE

Au Havre et dans l'Arrondissement

En 1865 et 1866

Par le Docteur Ad. LECADRE

Chevalier de la Légion-d'Honneur, Médecin des Épidémies et Vice-Président du Conseil d'Hygiène publique et de Salubrité de l'Arrondissement du Havre, Médecin du Lycée Impérial, Président de la Société d'Études diverses et de la Société de Médecine du Havre, Membre correspondant de l'Académie Impériale de Médecine, des Sociétés de Biologie, Médicale d'Émulation, Médico-chirurgicale de Paris, des Académies Impériales de Rouen, Caen, Nantes, Reims, Metz, des Sociétés de Médecine de Strasbourg et de l'Aube, etc., etc.

PARIS

J.-B. BAILLIÈRE et FILS

LIBRAIRES DE L'ACADÉMIE IMPÉRIALE DE MÉDECINE

Rue Hautefeuille, 19, près le boulevard Saint-Germain

LONDRES	NEW-YORK
Hipp. BAILLIÈRE, 219, Regent street	Ch. BAILLIÈRE, 440, Broadway

MADRID, C. BAILLY-BAILLIÈRE, PLAZA DEL PRINCIPE ALFONSO, 8

1867

LE CHOLÉRA-MORBUS ÉPIDÉMIQUE

AU HAVRE

EN 1865 ET 1866

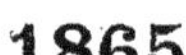

1865

Historique. — Le choléra avait été cruellement désastreux
à Marseille, à Toulon et dans plusieurs autres villes du midi
de la France. Il était à Paris depuis le commencement de septembre, où les ravages qu'il exerçait étaient presque aussi considérables, quand le 8 octobre arriva au Havre un convoi de
quatre cents émigrants, venant de l'Allemagne et ayant tous
traversé Paris pour se rendre dans notre port, où ils venaient
rejoindre le navire qui devait les transporter en Amérique.
En passant par Paris, où la chaleur était considérable, altérés
par les fatigues d'un long voyage, sans discernement, ils
avaient bu de l'eau en grande quantité aux diverses fontaines
et avaient mangé en abondance des fruits d'une assez mau-
vaise qualité. Arrivés au Havre, ils se répartirent dans les divers
hôtels du quartier St-Françóis, hôtels situés, pour la plupart, dans des rues étroites, humides, où le dégagement de
l'air n'est pas facile. Le 9 octobre, le lendemain de leur arrivée, un de ces émigrants qui logeait dans une des plus étroi-

tes de ces rues, est pris le soir du choléra algide. Il meurt le mardi 10, au matin. Le même jour, c'est-à-dire le 10, dans une rue voisine, pas beaucoup mieux aérée, trois autres émigrants, deux hommes et une femme habitant le même hôtel, sont pris des premiers accidents cholériques. On les transporte à l'hospice. Ils y meurent tous les trois. De ce jour, jusqu'au vendredi 13, cinq autres émigrants appartenant au même convoi sont également frappés de la même maladie et sont transférés à l'hospice. Parmi eux était une femme enceinte de près de six mois. Elle meurt, ainsi qu'un homme transporté en même temps qu'elle dans le même établissement. En moins d'une semaine, neuf de ces émigrants étaient atteints du choléra et sur ce nombre, six étaient morts.

Tout autour de ce quartier et dans le reste de la ville régnaient des cholérines en grande quantité, dont quelques unes avaient disposition à prendre le caractère algide, qui différencie la cholérine du choléra. Mais l'épidémie semblait hésiter, lorsque dans la nuit du 14 au 15, un homme, dans un quartier fort éloigné, fut atteint de la maladie. Après bien des efforts, on eut le bonheur de le sauver. Le nommé S......, maître d'hôtel où avaient logé les trois émigrants qui, le 10, avaient été conduits à l'hospice, ne fut pas si heureux. Atteint du choléra dans la soirée du 16, il meurt dans la nuit, le 17 au matin. Le même jour, sont portés à l'hospice une jeune fille et un jeune ouvrier en proie à la maladie. De ce moment jusqu'au 24 décembre, jour où l'on constate le dernier cas cholérique au Havre, l'épidémie se promène à droite et à gauche. Lorsque ses effets se trouvaient favorisés par une de ces causes d'insalubrité locale, si nombreuses dans une ville grande et populeuse, comme cela eut lieu dans les rues des Boucheries, d'Albanie, d'Edreville, St-Pierre, etc., rues à maisons sales, sans dégagement, avec des cours humides, dont les habitants sont très-nombreux et, pour la plupart, très négligents d'eux-mêmes ; alors s'établissaient de petits foyers d'infection, dont les effets toxiques se faisaient sentir sur plusieurs individus à la fois. Tant qu'il existera de ces logements insalubres, où les gens bien portants seront entassés avec les malades, où le produit des évacuations, si l'on a affaire au choléra, restera dans des chambres étroites ou sera imprudemment jeté soit dans les dalles, soit dans les ruisseaux des allées et des cours; tant que de ces logis, les miasmes, contrariés par aucun moyen de fumigation, pourront se dégager abondamment et à volonté, on verra surgir ces petits foyers d'infection disséminés qui font que les grandes villes, proportion gardée, resteront toujours plus exposées aux coups du choléra que les petites, qui font encore que l'isolement, l'éparpillement des malades seront toujours les véritables moyens pour affaiblir les désastres d'une épidémie cholérique. La contagion cholérique existe, lorsque le miasme auquel la maladie donne lieu, s'élabore, pour ainsi dire, dans un endroit circonscrit, sans éprouver ni contradiction, ni neutralisation. Ainsi, pour mieux exprimer ma pensée, qu'un individu s'enferme avec un cholérique dans un espace res- serré, qu'il entasse le produit des déjections du malade autour de lui, qu'il ne cherche ni à aérer, ni à fumiger l'appartement, sans aucun doute, il sera tout disposé à contracter la mala- die, et bien heureux il devra s'estimer, s'il y échappe. Mais au contraire, que les déjections cholériques soient aussitôt enlevées au loin et enfouies, que l'appartement soit fré- quemment aéré, soumis à des fumigations fréquentes, que l'individu qui soigne le cholérique ne reste jamais long- temps près de lui, qu'il le quitte souvent pour aller respirer un air plus pur, et toute crainte de contagion disparaîtra, ou du moins s'affaiblira de beaucoup.

J'ajouterai encore que la contagion cholérique n'est pas inévitable. Ainsi, de ce qu'une ville, de ce qu'un hôpital, de ce qu'une maison reçoivent un cholérique, il ne faudrait pas croire que de ce jour, le choléra existe dans cette ville, dans cet hôpital, dans cette maison. Sans sortir de notre France, ne cite-t-on pas des villes dans notre pays qui, aux quatre grandes épidémies cholériques qui ont eu lieu, ont joui du bénéfice d'immunité. Les individus contaminés par le choléra de Marseille ou de Toulon, qui, cette année, ont trans- mis la maladie à Paris, avaient pour la plupart traversé Lyon;

quelques-uns même avaient dû séjourner dans cette ville, et Lyon cette fois, comme aux autres épidémies cholériques, est resté indemne du choléra. A Yvetot, arrive le 20 octobre, un jeune soldat qui venait de Paris, où le choléra était dans toute sa force, il y est pris des symptômes de la maladie; on le transporte à l'hôpital du lieu ; il y meurt, et le choléra ne s'établit pas dans l'hôpital d'Yvetot. A la même époque, une jeune servante sortant de Paris, arrive pour servir dans une maison du Havre. Le soir du jour de son arrivée, elle est atteinte du choléra et meurt dans la nuit. L'effroi fut grand dans la maison, tout se borna là cependant, personne autre ne fut malade.

Dans notre ville, cette année, le choléra frappa de ci, de là, à droite, à gauche, sans occasionner, toutefois, les mêmes désastres qu'en 1832 et en 1849. A dix-huit lieues du Havre, à Caen, les ravages qu'il causa furent, proportion gardée, plus considérables. Pourquoi ces anomalies? Parce que il faut pour la propagation du choléra une certaine complaisance de l'atmosphère, une certaine disposition dans sa manière d'être pour l'accepter ou le répudier. Sinon, avec les communications que nous avons aujourd'hui avec l'Inde, le véritable et seul berceau du choléra, tous les ans nous serions les victimes de cette horrible maladie.

Il peut encore arriver que, même lorsque l'épidémie est proche et menaçante, des individus meurent du choléra dans une ville, sans que la maladie soit susceptible de transmission. Au mois d'août 1865, alors que les journaux étaient pleins de détails navrants sur le choléra de Marseille et de Toulon, un jour de grande chaleur, à Fécamp, deux matelots Norvégiens, ayant mangé du poisson en assez grande quantité, se mettent les jambes dans la vase, afin de nettoyer leur navire. L'un et l'autre, le soir, sont pris de diarrhée. Cette diarrhée est suivie de vomissements, de crampes, d'algidité, de cyanose, d'absence du pouls. Transportés à l'hôpital, ils meurent du choléra. Mais ce choléra n'avait point été importé, il n'était point un produit de l'Inde. La population Fécampoise fut effrayée de cette mort simultanée. Elle en fut quitte pour la peur, aucun autre cas de choléra ne suivit.

Evidemment, il existe un miasme cholérique. Ce miasme est le produit des émanations qui s'élèvent du corps du cholérique avant et après sa mort, et de ses déjections. Répandu dans l'espace, surtout s'il n'est pas trop abondant, il peut devenir inerte ; renfermé dans un endroit circonscrit et en plus grande abondance, il devient un agent toxique et tue celui qui, avec trop de durée, l'absorbe par la peau et surtout par la perspiration pulmonaire. Que cet agent soit acide ou non, c'est à la chimie de le décider. Ce qui est certain, c'est que plus il est récent, plus l'intoxication est grande. Une femme qui habite Bléville, village à six kilomètres du Havre, vient dans notre ville prendre du linge souillé tout récemment des matières d'une cholérique qui était sa fille. Ce linge reste dix jours sans être lavé. La mère fait enfin venir une laveuse pour mettre ce linge en état. Le jour même, des symptômes de choléra se manifestent. La mère et quatre personnes de la maison meurent de la maladie, qui cependant en resta là. Aucune autre personne dans Bléville ni dans les environs n'en fut atteinte.

Le Choléra, dont le premier cas avait paru au Havre le 8 octobre, ne s'éteignit que le 24 décembre 1865, où le dernier cas fut signalé à la police. Durant cet intervalle de temps, il atteignit cent dix-neuf individus (chiffre officiel) (1), dont trente-six échappèrent à la gravité de la maladie et quatre-vingt-trois y succombèrent. Cette proportion entre les morts et ceux qui se rétablirent prouve toute l'acuité de la maladie. De ceux qui furent frappés par le fléau, la majorité avait dépassé l'âge de l'enfance. On ne compta que vingt-trois enfants de l'âge de un à quinze ans atteints de la maladie, le plus jeune avait un

---

(1) Ce chiffre recueilli par l'autorité ne représente pas tout-à-fait le chiffre réel. Plusieurs cholériques ont dû échapper en ville à l'attention administrative ; ceux, par exemple, qui furent atteints d'une manière moins grave, et ils doivent être classés parmi les sujets guéris.

an. Chose remarquable même, le choléra-infantilis qui, fréquemment fait de très grands ravages au Havre, ne parut point cette année; tous les enfants qui moururent étaient affectés du véritable choléra. Dix vieillards au-dessus de soixante ans payèrent le tribut à la maladie. Un seul d'entr'eux avait soixante-quatorze ans. Le nombre des hommes atteints surpassa celui des femmes du chiffre de vingt (cinquante-deux hommes, trente-deux femmes). Dans ce nombre on compta onze émigrants (neuf hommes, deux femmes).

Le choléra frappa surtout dans la classe nécessiteuse, logeant dans des rues étroites et dans des maisons mal tenues. En moururent cependant, un négociant qui l'avait contracté à Paris d'où il était arrivé la veille, et qui était déjà dans de mauvaises conditions de santé; un grenadier du 70e de ligne et un jeune marin du yacht le *Jérôme Napoléon*, superbe jeune homme, plein de vie et de santé. Les personnes débiles, maladives, affaiblies par la misère ou par des chagrins récents étaient plus exposées que les autres.

On put remarquer que les temps humides et tièdes favorisaient la maladie, tandis que les vents violents et froids semblaient l'éloigner. Ainsi le 18 et le 19 octobre, règne, après des chaleurs assez fortes, un grand vent de sud-ouest avec pluie violente et froide; on ne compte dans ces jours aucun nouveau cholérique, ceux qui étaient à l'hôpital semblent être dans un état plus satisfaisant. Le 21 et le 22 du même mois, l'air est calme et doux, la chaleur revient; de nouveaux cas sont constatés. Vers le 8 décembre, sous l'influence d'une profonde humidité, d'une dépression barométrique notable, d'une température presque chaude pour la saison (10° au-dessus de 0) il y eut une recrudescence sensible.

Symptômes. — Dans tous les cas qui sont venus à ma connaissance, la diarrhée prémonitoire exista ; mais il faut avouer que cette diarrhée ne devança souvent l'invasion du choléra que de quelques heures, et comme en ce moment, la disposition règnante était aux diarrhées, il arriva que bien des personnes eurent à peine le temps d'y réfléchir, avant d'être atteintes par la maladie. Les symptômes d'invasion furent, comme aux épidémies précédentes, la diarrhée (*eau de riz*), les vomissements, le refroidissement, les crampes aux extrémités, l'algidité complète, l'affaiblissement extrême du pouls, l'aspect violacé de la peau, le défaut de contractilité du tissu cutané, une sorte d'anéantissement physique et moral, l'absence d'urine, l'existence d'une sueur froide gluante à la surface extérieure, une émaciation presque instantanée, un délire vague mais tranquille. La mort survenait au milieu de l'anesthésie la plus complète. Il fut remarqué (chose importante) que les évacuations étaient généralement moins copieuses et moins fréquentes que dans les épidémies précédentes ; que les crampes, qui étaient déjà moins fortes en 1849 et en 1854 qu'en 1832, étaient également moins violentes et moins longues ; qu'elles manquaient même quelquefois ; que les symptômes généralement ne marchaient pas avec la même rapidité. Ceux qui succombaient le plus promptement résistaient encore, dans la plus profonde algidité, jusqu'à la huitième ou dixième heure de l'invasion. Il ne fut pas rare de voir de ces malheureux, dans le même état, prolonger leur triste existence jusqu'à la douzième ou quinzième heure. L'état typhique sur lequel on s'appesantit avec raison, lors des épidémies de 1849 et de 1854, fut également très prononcée cette année. Après douze ou quinze heures d'une algidité plus ou moins considérable, la chaleur revenait sensiblement, le pouls devenait appréciable, mais le délire, l'agitation étaient violents, l'état typhique se prononçait de plus en plus et le malade restait trois ou quatre jours dans cette triste situation (tous les symptômes de l'invasion, diarrhée, vomissements, crampes ayant disparu, l'urine même étant revenue dans la vessie) et finissait par succomber.

Cet état typhique était assez peu rare et on peut dire, sans crainte de se tromper, qu'il enleva un tiers des cholériques, qui moururent.

Pronostic. — Le choléra a un début qui consiste dans la

diarrhée, dans la présence de mouvements insolites dans les intestins, dans un malaise particulier à la région lombaire. A cette époque, il est facile de le guérir et un traitement simple et rationnel suffit pour le faire disparaître. Lorsque les selles se succèdent, que les vomissements et les crampes surviennent, que la peau se refroidit, il existe encore bien des chances de guérison. Mais lorsque l'algidité est complète et générale, lorsque le pouls devient inappréciable, lorsque la cyanose survient, lorsque la peau a perdu sa contractilité, lorsque la stupeur se dessine ; il devient bien rare et bien difficile de retirer le malade de cet état ; y parvient-on, il tombe dans un état typhique qui, coïncidant avec le retour du pouls et de la chaleur à la peau, donne, à la vérité, un moment d'espoir. Mais cet état se prolonge trois ou quatre jours, l'accablement devient complet et, le plus souvent, il finit par enlever le malade. Voilà ce que nous avons vu en 1865, où le choléra prenait le plus fréquemment un caractère alarmant, se guérissait difficilement et ne semblait, très souvent, disparaître que pour donner lieu à une fièvre de mauvais caractère, dont le terme était la mort.

Aussi, au Havre comme ailleurs, comparativement au chiffre des personnes atteintes, le nombre des victimes fut-il considérable. Heureusement dans notre ville le fléau asiatique rencontra des obstacles, soit dans la constitution atmosphérique, soit dans les dispositions individuelles et ne put faire de progrès.

Traitement. — Deux genres de traitement composèrent la thérapeutique qui fut déployée contre le choléra. Les excitants, comme le rhum, l'eau-de-vie, la chartreuse, l'éther, etc., ou les évacuants comme agents modificateurs ; ainsi l'ipéca, le sulfate de soude, le sulfate de cuivre, etc. Ce dernier sel qui avait son tour, et qui fut très préconisé en 1865, fut également employé au Havre. Ses succès furent douteux. Ses insuccès, à l'égal de tout autre moyen, furent nombreux. Il est un moment, et ce moment arrive promptement, où aucun médicament n'est plus absorbé ; qu'on se serve en ce moment du

hachisch, du sulfate de strychnine ou du sulfate de cuivre, etc.,
tout médicament devient inerte. Cette année, on fut généralement très sobre des opiacés. En 1849 et en 1854, on attri-
buait souvent la stupeur du cholérique à la grande quantité d'opium qu'il ingérait de toutes les manières. En 1865,
on fut plus circonspect et la stupeur fut la même, si elle ne
fut pas plus grande. Les frictions sur le siége des crampes
amoindrissaient peut-être la douleur, mais ne les empêchaient
pas de revenir. Dans les intervalles des crampes, elles fati-
guaient visiblement les malades. — Un moyen assez généralement employé et qui sembla avoir quelque succès, lorsque
la peau conservait encore un peu de sa vitalité, fut l'application d'un large vésicatoire à l'épigastre. S'il ne guérissait
pas, il atténuait du moins la chaleur interne brûlante que
le malade accusait en cet endroit.

A l'hôpital, d'après l'avis des médecins de l'établissement
et celui aussi du Conseil de salubrité qui fut consulté à cette
occasion, l'isolement des cholériques fut pratiqué. On s'en
trouva bien ; le choléra ne s'étendit point aux autres malades
ni à aucun agent de l'hôpital. Il faut cependant en excepter un
nommé Bouvet, qui était à l'hôpital depuis quelques jours,
atteint d'une autre maladie et qui, subitement, fut pris du
choléra, dont il mourut. On sembla se trouver bien également
ment des fumigations au chlore.

Dans la réaction qui suivait le choléra et qui caractérisait
la période typhique, jadis on eût peut-être employé avec succès les évacuations sanguines. Généralement, cette année, on
se bornait aux revulsifs sur les intestins au moyen de quelques légers purgatifs et à ceux aux extrémités par le secours
des vésicatoires. Rarement le succès couronnait les efforts.

Si la convalescence avait lieu, elle était toujours longue. Le
malheureux sorti presque par miracle des étreintes du choléra, conservait pendant longtemps un ébranlement général
considérable, une susceptibilité d'organes et surtout des organes digestifs très prononcée, ainsi qu'une sorte de douleur

gravative dans les régions dorsale et principalement lombaire qui ne s'effaçait que très tardivement. Cette convalescence prolongée exigeait de la part du patient toutes sortes de précautions hygiéniques relativement surtout au régime et à la préservation du froid.

1866

Historique. — La transmission du choléra au Havre en 1865 au moyen de ces nuées d'émigrants qui arrivent de toutes les parties de l'Allemagne, afin de s'embarquer dans notre port pour l'Amérique, cette transmission, dis-je, avait été évidente. Il ne fut pas aussi facile de découvrir la genèse de la nouvelle épidémie cholérique qui vint fondre dans notre ville en 1866. Dès la fin du mois de juin, alors que le choléra commençait à sévir à Paris et à Amiens, deux décès par cette maladie eurent lieu au Havre, et l'un de ces décès fut celui d'un émigrant arrivé tout nouvellement de pays infestés par le fléau asiatique. Mais ces cas de maladie semblèrent isolés, et ce ne fut qu'un mois après, vers la fin du mois de juillet, que fut officiellement constaté le retour du choléra. Ainsi trente jours à peu près s'étaient passés entre la première apparition cholérique et la véritable invasion du choléra. Doit-on faire partir du mois de juin le retour de la maladie au Havre, et peut-on supposer qu'elle couvait déjà chez des enfants en très bas âge chez lesquels, durant cet intervalle, on constata la présence du choléra infantilis, maladie généralement si commune à cette époque de l'année, pour s'étendre tout à coup aux adultes? Ou bien doit-on, regardant les deux cas mortels du mois de juin comme choléras sporadiques, ne fixer l'invasion du choléra au Havre qu'à la fin de juillet, restant alors incertain sur le mode de transmission directe ?

Quoiqu'il en soit, il n'y eut plus de doute à avoir. Le choléra reparaissait encore une fois au Havre dans les derniers jours du mois de juillet, alors qu'il était dans toute sa force à Amiens et à Paris, alors que positivement quelques cas s'étaient montrés

à Rouen. Au mois d'août, sous l'influence d'une chaleur très
vive d'abord, puis, vers la fin du mois, de coups de vent et
de pluies abondantes, il prit un accroissement considérable.
L'état civil enregistra ce mois cent dix-neuf décès cholériques.
En même temps qu'il régnait au Havre, on le vit apparaître
à Fécamp, à Lillebonne et dans ses environs et même un peu
à Bolbec. La plus grande majorité des cas se manifestait
dans le quartier Saint François qui, lors de l'invasion cholérique de 1865, avait été également le plus frappé.

Le mois de septembre fut encore plus malheureux. A l'hôpital, du 7 au 21 septembre entrèrent quarante-cinq cholériques, dont vingt-trois succombèrent. Durant le mois entier,
furent déclarés à l'état civil, comme morts du choléra, cent
quarante-neuf individus, dont soixante-dix-neuf hommes et
soixante-dix femmes, et comme décédés à la suite du *choléra
infantilis* quarante enfants, dont dix-neuf garçons et vingt-une
filles. Il importe de faire remarquer que dans ce nombre de
choléras dits infantiles, a dû se joindre un bon chiffre de véritables choléras. La nuance est souvent si faible, qu'en temps
d'épidémie, il devient très facile de les confondre. Les rues
où, dans ce mois, on compta le plus de cholériques furent,
d'un côté, les rues qui avoisinent la rue des Viviers, comme
les rues de la Corderie, de l'Esprit, Saint Honoré et le Perrey;
d'un autre, les diverses rues du quartier de Leure. Dans la
rue de l'Ilet, on compta dans l'espace de deux jours cinq
décès. Les logis infectés se tenaient tous, ils occupaient le
même côté de la rue. Non bien loin de là, une maison de la
rue Roubeau fut positivement décimée, on y constata treize
cas de choléra à différents degrés de gravité.

Au mois d'octobre, l'acuité de l'épidémie diminua d'une
manière sensible. Du 22 septembre au 4 octobre, entrèrent à
l'hôpital seulement vingt cholériques. A cette dernière date,
dix étaient morts, deux étaient guéris, les huit autres étaient
encore en traitement. Du 5 au 19 octobre, on compta dans
le même établissement dix-sept cholériques, dont huit moururent et huit entrèrent en convalescence; au 19, un seul

était encore dans un état douteux. Du 20 octobre au 2 novembre, n'entrèrent plus à l'hôpital que quatre cholériques, dont deux hommes et deux femmes. Les quatre cas furent mortels.

Pour tout le mois d'octobre, l'état civil ne consigna que soixante-dix décès par le choléra. Vers les derniers jours de ce mois, les cas les plus nombreux furent du côté du Cours Napoléon.

Quelques nouveaux choléras parurent encore au mois de novembre. L'hôpital n'en vit plus. Dix décès par la maladie furent déclarés à l'état-civil. Depuis le 28 de ce mois, on n'en entendit plus parler. Les derniers cas eurent lieu dans une impasse assez étroite et fort insalubre de la rue de Normandie.

La maladie atteignit tous les âges, mais principalement les adultes. C'est surtout dans la classe nécessiteuse qu'elle fit des ravages. Parmi les victimes on compta cependant plusieurs négociants, un employé du télégraphe et quelques marins. Comme dans les épidémies précédentes, elle fit, le plus souvent, plusieurs victimes dans le même logis. C'est surtout dans la classe pauvre qu'on put vérifier ce fait; dans les positions plus élevées, on n'observa presque toujours qu'une seule victime dans la même maison. C'est que dans les logements étroits, resserrés, souvent mal éclairés et non moins mal aérés, tenus fréquemment assez malproprement, sont renfermés tous les éléments d'insalubrité : encombrement des individus, négligence d'enlever les déjections cholériques ou les linges souillés par ces déjections, présence souvent prolongée du cadavre au milieu d'un grand nombre d'assistants, etc. Voilà ce qui favorise la transmissibilité. Voilà pourquoi toute épidémie sera grave, tant qu'on ne trouvera pas le moyen de remédier à ces inconvénients majeurs.

J'arrive ici à l'histoire des causes aggravantes du choléra de 1866, de ses symptômes différentiels, des suites aux-

quelles il donnait lieu et de son traitement ; mais avant
d'entamer cette histoire, je dois ici la description du Choléra qui, à la même époque, régna à Lillebonne, où je me
rendis par ordre administratif, choléra qui jeta dans la population de cette ville un si grand et si juste effroi.

CHOLÉRA DE LILLEBONNE 1866. — Lillebonne, à 35 kilomètres du Havre, est une petite ville située dans un fond, bor-
née au Nord par la route qui conduit à Bolbec, au Sud par
de longs marécages qui vont jusqu'à la Seine, à l'Est et à
l'Ouest par de hautes collines, sur le bord d'une petite rivière
qui, à huit kilomètres de là, va se jeter dans le fleuve. Cette
position fait qu'elle est surtout industrielle. Aussi la plupart
de ses habitants et des personnes qui demeurent dans les
communes les plus voisines, travaillent-ils dans les fabriques
qui sillonnent la vallée. Sa population est de 5,000 âmes et
cette population, comme toute celle des villes de fabriques,
éprouve de nombreux besoins et laisse à désirer sous beaucoup de rapports. La position topographique de Lillebonne
fait qu'elle est exposée à des pluies abondantes auxquelles
succède une chaleur d'autant plus vive que les hautes collines environnantes la privent des vents frais d'Est et d'Ouest.
Les maladies y sont généralement nombreuses. Elle est souvent le siège d'affections épidémiques. La fièvre paludéenne
y est endémique; le choléra, en 1849, y sévit d'une manière
peu ordinaire. En 1864 et 1865, la variole y fit de sérieux
ravages.

En 1866, à la suite de pluies abondantes auxquelles, comme
toujours, dans la saison d'été, succédaient, lorsque le soleil
paraissait, des intervalles d'une chaleur gênante, le 10 Août
apparaît le premier cas de choléra-asiatique. Ce cas ne tarda
pas à être suivi de plusieurs autres, et la maladie continua
ainsi à sévir principalement dans la population des fabriques
jusqu'à la fin de Novembre. On la vit cependant attaquer
plusieurs maisons d'agriculteurs des environs, et la sœur d'un
des médecins de la localité, âgée de 64 ans, en mourut.

Les premiers cas eurent lieu au Ménil, village à deux kilomètres à peu près au sud de la ville ; puis la maladie remonta par la vallée, suivant le parcours de la rivière des Aulnes, gagna cette autre partie de la vallée qu'on apelle le Bossey et s'étendit ainsi dans toute la partie basse de Lillebonne. Au commencement, les communes voisines situées sur les coteaux environnants en furent indemnes. Mais soit que la madie y gagna de proche en proche, soit qu'elle y fut transmise par quelques-uns des ouvriers des fabriques qui habitent ces communes élevées, mais descendent chaque jour à l'atelier ; toujours est-il que ces communes, regardées comme un refuge sûr par les habitants de Lillebonne au début, furent envahies plus tard, et probablement en raison de ce retard, gardèrent la maladie plus longtemps, puisqu'à la fin de novembre et au commencement de décembre, on ne comptait plus de cholériques dans la partie déclive de Lillebonne, qu'on en observait encore quelques uns à la Fresnaye, commune située sur le point le plus culminant du plateau. Rarement dans la même maison un seul individu en était atteint ; le choléra, le plus souvent, en attaquait plusieurs, et certains logis ont compté jusqu'à trois ou quatre victimes.

Au 15 septembre, jour de ma visite à Lillebonne, le nombre des décès occasionnés par l'épidémie avait été de soixante-treize, qu'on pouvait ainsi décomposer :

De 0 à 3 ans..............................		21 décès	
De 3 à 15 ans............................		8 »	
De 15 à 60 ans .... { hommes 16 / femmes 20 }	36 »		73 décès.
Au-dessus de 60 ans { hommes 2 / femmes 6 }	8 »		

Le chiffre des décès cholériques de 15 à 60 ans et au-dessus, chez les femmes, dépassa de huit celui des hommes. Nous verrons plus tard le contraire au Havre.

Depuis le 1er jusqu'au 15 septembre, on constata quarante-huit décès cholériques. En un mois de l'année 1849 (juin) on put en compter cent-un. Le 15 septembre à midi, aucun décès cholérique n'avait encore été déclaré. Les médecins de la localité semblaient voir, depuis deux jours, une diminution sensible dans la progression des personnes atteintes. Mais ce qu'ils redoutaient par dessus toutes choses, c'était le retour de pluies abondantes chaudes. Depuis le commencement de l'épidémie, ils avaient toujours observé une recrudescence appréciable occasionnée par cette constitution atmosphérique.

Eu égard au nombre des morts, celui des individus atteints avait été de plus du double. On pouvait donc évaluer, à cette époque, à deux cents à peu près le nombre de cholériques. Mais empressons-nous d'ajouter que tous n'étaient pas atteints au même degré et que parmi eux on comptait bon nombre de personnes affectées seulement de la cholérine sans refroidissement notable et sans cyanose, quelques unes cependant éprouvant quelques crampes dans les extrémités.

Dans les neuf-dixièmes des cas, le choléra de 1866, au dire de mes confrères de la ville, fut précédée de la diarrhée prémonitoire. Quelques uns néanmoins furent foudroyants, et dans ce nombre on place une jeune fille de 25 ans, d'une constitution vigoureuse et d'une santé habituelle très bonne, demeurant dans la rue où vient aboutir la route de Bolbec, une des rues les mieux aérées de Lillebonne. Sans le moindre dérangement d'estomac, sans la moinde diarrhée antérieure, après une nuit passée dans le sommeil le plus paisible, elle fut prise, à cinq heures du matin, étant levée, au moment de se rendre à la fabrique où elle travaillait, d'une douleur déchirante à la région épigastrique. On la força de se coucher. Aussitôt les selles cholériques se manifestèrent; des vomissements de même nature eurent lieu ; les crampes survinrent, le refroidissement fut subit. A neuf heures, l'état comateux se déclarait, et à midi succombait la pauvre jeune fille, sept heures après l'invasion des premiers symptômes.

Hâtons-nous de dire que ces cas aussi foudroyants furent des exceptions. Plus souvent, le choléra semblait traîner en longueur. Les selles et les vomissements devenaient moins fréquents et moins abondants, mais la réaction ne s'établissait pas ; la teinte de la peau restait violacée ; le pouls demeurait à peine perceptible. Ainsi, j'observai un malade de ce genre, près de la filature de M. Lemaître, dans une rue assez étroite, qui laissait beaucoup à désirer sous le rapport de la propreté. C'était un ouvrier de cette filature, âgé de 33 ans. Il avait été atteint des premiers symptômes du choléra, six jours auparavant. Au moment où je le vis, les déjections étaient très éloignées ; les vomissements avaient cessé, les yeux restaient excavés, le pouls était presque insensible ; la peau n'avait pas recouvré sa contractilité, elle était froide et d'une couleur lie de vin ; les urines étaient rares, l'état de torpeur et d'indifférence était très prononcé. Non loin de là, une jeune fille âgée de dix ans était arrivée au neuvième jour de la maladie ; le pouls était encore petit, la peau conservait un aspect bleuâtre, les urines avaient repris leur cours ; restait un grand sentiment de débilité et de torpeur ; la bouche, la gorge et le commencement de l'œsophage avaient été complètement dépouillés par une éruption diphthéritique. En parlant du choléra du Havre, nous verrons se reproduire le défaut de réaction à une période déjà avancée de la maladie et la diphthérite être également la suite d'un choléra grave.

On observa à Lillebonne ce qu'on a déjà constaté ailleurs. Les individus les plus disposés à la maladie furent ceux qui étaient déjà débilités, soit par des maladies antérieures, soit par la délicatesse de leur constitution, soit par des excès. Parmi les victimes, on compta plusieurs ivrognes de profession. Une remarque fut faite et ne doit pas être passée sous silence. Dans le nombre d'hommes adultes cholériques se trouvèrent trois chauffeurs. Cette profession, dans laquelle sans discernement et sans précautions, l'homme passe subitement du chaud au froid, qui prédispose évidemment à la colique sèche, prédisposerait-elle également au choléra ?

Le traitement appliqué le plus généralement par les médecins de la localité fut l'emploi des vomitifs au début, au moyen de l'ipéca ; des excitants et des narcotiques pris avec modération, de l'acide sulfurique dilué, du sous azotate de bismuth à haute dose, et l'application du vésicatoire à l'épigastre ; de ces moyens, accompagnés de soins accessoires, les uns et les autres comptèrent, comme toujours, des revers et des succès.

Les précautions hygiéniques générales prescrites consistèrent à tenir les rues dans un grand état de propreté, à ne jamais laisser les immondices séjourner sur la voie publique, à interdire les dépôts de fumiers dans les cours, à jeter un lait de chlorure de chaux dans les ruisseaux qui pouvaient conserver de l'odeur. Les précautions locales étaient de déposer des assiettes pleines du même chlorure dans les appartements où gisaient des cholériques et dans ceux où il en avait existé ; la mort dûment constatée, d'inhumer les cadavres quelques heures après le décès ; d'enlever *illico* de la chambre des malades les déjections, de les recouvrir d'une couche de proto-sulfate de fer et de les enfouir profondément en terre ; chose assez facile à Lillebonne, puisque peu de maisons dans cette ville sont dépourvues d'une petite cour ou d'un petit jardin y attenant; de nettoyer, avec une solution de chlorure de chaux les vases ayant servi aux cholériques et les conduits dans lesquels imprudemment avaient été jetées les matières des selles et des vomissements.

A l'emploi de ces mesures et aux recommandations qu'elles nécessitaient, nous crûmes devoir ajouter d'engager la population à éviter tout excès, à appeler le médecin de bonne heure, aussitôt que se manifesteraient la diarrhée ou quelques malaises et surtout à répudier la peur, malheureusement si universellement répandue alors parmi les ouvriers, puisque beaucoup d'entre eux désertaient les ateliers, et qui positivement, chez la plupart, augmenta la gravité des accidents. Soit que la maladie touchât à sa fin, soit que ces conseils et précautions fussent fructueux, toujours est-il qu'à dater du 15 septembre, le choléra, sans cesser complètement, puisque le dernier cas observé, non à Lillebonne, mais sur un des côteaux qui l'avoisinent, fut du 2 décembre, ne fit plus le même nombre de victimes dans le même espace de temps.

CANTON DE LILLEBONNE

Date de l'invasion de la maladie	Date de la cessation de la maladie	Âge.	Sexe.	Nombre des décès.	Nombre de Personnes atteintes.
		1 jour à 10 ans { garçons......		25	
		filles		25	
		De 10 à 20 ans { garçons......		4	
		filles		8	1,500 environ
11 Août 1866 ..	2 Déc. 1866.....	De 21 à 60 ans { hommes.....		33	
		femmes......		30	
		De 61 ans et { hommes.....		5	
		au-dessus..... { femmes......		15	
			Totaux ..	151	1,500 environ

A ce tableau était jointe, de la part du Maire de Lillebonne, qui est en même temps un médecin fort distingué et très répandu, l'observation suivante : « Il est impossible d'indiquer » par catégories le nombre des personnes qui ont été atteintes, » attendu que les médecins étaient trop occupés pour pouvoir prendre des notes. Cependant on peut évaluer le nombre total à environ quinze cents et celui des décès à cent » cinquante-un. Ce qui a distingué le choléra de 1866 de » celui de 1849, c'est qu'il n'y a eu relativement que très peu » de malades, tandis que cette année, le nombre de malades » a été considérable, plus ou moins sérieusement atteints ; » le chiffre des décès a dépassé de trente-trois celui de 1849. »

En écrivant cette note, M. le Maire de Lillebonne, positivement, prévoyait l'objection qu'on ne pouvait manquer de lui faire, c'est que le choléra ne nous a pas habitués à une mansuétude semblable. Dans tous les lieux où il a régné (et ces lieux sont nombreux) jamais, malheureusement, le nom des décès n'a été que le sixième du nombre des personnes atteintes. Non! il sera arrivé à Lillebonne ce qui a eu lieu partout où le choléra a sévi. En même temps que cette dernière maladie existaient des embarras gastriques en quantité, de petites diarrhées sans conséquence, mais très nombreuses. Les médecins de Lillebonne, harcelés, fatigués des réclamations de tous ces gens qui, en face du danger, avaient plus de peur que de mal, auront englobé, sous le nom de choléra, une foule de petites affections dues peut-être à l'influence épidémique, mais qui, dans une autre circonstance, auraient passé inaperçues.

LAFRENAYE (commune à 3 kilomètres de Lillebonne, sur le plateau. 300 habitants environ.

Date de l'invasion de la maladie	Date de la cessation de la maladie	Age.	Sexe.	Nombre de personnes atteintes	Nombre de décès.
		De 1 jour à 10 ans	garçons......	»	»
			filles	»	»
		De 10 à 20 ans......	garçons......	»	»
			filles	»	»
15 Sept. 1866..	30 Nov. 1866....	De 21 à 60 ans......	hommes.....	4	2
			femmes......	4	1
		De 61 ans et au-dessus.................	hommes.....	»	»
			femmes......	»	»
			Totaux....	8	3

Bolbec, à sept kilomètres de Lillebonne, ville d'industrie comme cette dernière et beaucoup plus populeuse, fut mieux favorisé. On n'y compta que onze décès cholériques.

BOLBEC (10,000 habitants).

De 1 jour à 10 ans............	garçons....................	2
	filles	2
De 10 à 20 ans....................	garçons....................	2
	filles....................	1
De 21 à 60 ans....................	hommes....................	1
	femmes,....................	3
De 61 ans et au-dessus..........	hommes....................	»
	femmes.....................	»
	Total..............	11

Le nombre des personnes atteintes ne fut point signalé. Ce qui fut parfaitement reconnu, c'est qu'un grand nombre d'individus ressentirent les effets de l'influence épidémique règnante.

Fécamp, quoique port de mer, mais ville encore plus populeuse que Bolbec, laissant beaucoup à désirer sous le rapport de l'aisance des habitants et de la salubrité des maisons, fut plus maltraité. On y compta deux cent trente-neuf cholériques, dont cent six succombèrent à la maladie et cent trente-trois purent échapper au danger.

FÉCAMP (12,000 habitants).

Date de l'invasion de la maladie	Date de la cessation de la maladie	Age.	Sexe.	Nombre de personnes atteintes	Nombre de décès.
		De 1 jour à 10 ans { garçons......		24	19
		{ filles		27	24
		De 10 à 20 ans...... { garçons......		7	3
		{ filles		9	5
20 Août 1866 ..	8 Nov. 1866.....	De 21 à 60 ans...... { hommes.....		33	26
		{ femmes......		21	17
		De 61 ans et au-dessus................ { hommes.....		7	7
		{ femmes......		5	5
		Totaux....		133	106

Un fait remarquable, c'est que tandis que les communes des cantons de Bolbec et de Fécamp échappèrent à la maladie, plusieurs des communes du canton de Lillebonne, outre Lafresnaye, comme Notre-Dame-de-Gravenchon, Petitville, St-Jean-de-Folleville et St-Maurice-d'Etelan en étaient atteintes. Dans ces diverses communes qui comptèrent dix-neuf cholériques, dont six décès, le choléra n'y fit son apparition qu'au mois d'octobre, deux mois après qu'il eut envahi Lillebonne; il en disparaissait à la fin de ce mois.

Revenant maintenant au choléra du Havre, qu'il m'était plus facile de suivre pas à pas et dont j'ai pu aisément étudier toutes les phases, il me reste à parler des causes qui ont pu l'aggraver, des symptômes dont quelques-uns semblent avoir été différentiels avec ceux des épidémies précédentes, des accidents qu'il provoquait à sa suite, des divers essais de traitement qu'on lui opposa, et enfin de la statistique cholérique officielle. Toutes matières que je.vais m'efforcer de traiter dans autant de paragraphes différents.

I. CAUSES AGGRAVANTES. — Mon but dans ce paragraphe est de tenter quelques réflexions pour la résolution du problème suivant : une épidémie cholérique étant donnée ou ayant lieu, existe-t-il des causes qui peuvent l'aggraver, en entretenir la durée, en faciliter la propagation? Il ne m'appartient point, dans cet essai, de parler de la genèse du choléra. Je dois seulement, pour l'éclaircissement de certains faits, ma profession de foi toute entière, de laquelle on aura déjà pu prendre quelque notion, lorsque j'ai parlé du choléra de 1865. Le choléra, dans mon opinion, a son berceau dans le delta du Gange; il nous a été communiqué de proche en proche, tantôt d'une manière, tantôt d'une autre, mais les éléments de transmission sont loin d'être toujours les mêmes. Sinon, avec les facilités de communication que nous avons quotidiennement avec l'Inde, le choléra serait constamment à notre porte. Afin que la transmission ait lieu, il faut une certaine complaisance de l'air ambiant, une facilité naturelle de propagation. Sans cela, le choléra tout transmis qu'il soit d'une manière positive, évidente, ne tarde pas à s'éteindre dans un pays. Ainsi, au mois d'octobre 1865, le choléra est transmis à des habitants du Havre par des individus ayant contracté la maladie dans des pays qu'ils avaient été obligés de traverser, avant de venir dans notre port ; il semble ne pas trouver ce qui lui est favorable pour sa propagation ; il s'infiltre avec peine au sein de la population, n'y frappe que cent dix-neuf personnes, et s'éteint dès le commencement de décembre. Il nous revient au mois de juillet 1866, apporté plus que probablement par la même voie, s'étend avec une bien plus grande facilité, fait un bien plus grand nombre de victimes et ne cesse ses ravages qu'à la fin du mois de novembre, cinq mois après, ayant fait étape dans

presque tous les quartiers et après avoir gagné beaucoup
de communes voisines. Il faut donc au choléra pour se déve-
lopper un *quid divinum* qui le favorise. Où il ne trouve pas ce
quid divinum, il ne tarde pas à s'éteindre. C'est ce qui expli-
que pourquoi telle localité, environnée de toutes parts de cholériques, peut souvent résister à ses atteintes. Toutefois, cette
opinion bien arrêtée dans mon esprit ne m'empêche pas de
regarder comme vérité, dans un bien plus grand nombre de
circonstances, la transmission.

Cette transmission, outre l'obstacle dont nous avons parlé,
qu'elle rencontre quelquefois, et qui ne dépend pas de notre
volonté, se heurterait contre un autre, si les lois hygiéniques
étaient observées et si des précautions sages étaient prises,
comme cela devrait être. Si le choléra frappe de préférence
les grandes cités, s'il fait des ravages, surtout dans la classe
nécessiteuse, c'est que ces conditions sont dans ces deux circonstances, davantage négligées. S'il était possible d'isoler
aussitôt le cholérique, si la localité où il gît ne recelait pas
plusieurs individus ; si les déjections cholériques cessaient de
rester sous le lit du malade durant des heures entières ; si,
de suite, elles étaient enlevées et enfouies ; si les conduits où,
malheureusement dans les villes, on est obligé de les jeter,
étaient nettoyés et désinfectés à l'instant; si des agents chimi-
ques convenables neutralisaient tous les miasmes qu'exhale
le malheureux aux prises avec le choléra; si les cadavres des
cholériques étaient enlevés tout aussitôt, les ravages occasionnés par le fléau asiatique s'amoindriraient de beaucoup et
l'on verrait dans la classe nécessiteuse ce que l'on voit dans
la classe plus élevée, la mort d'un cholérique dans une fa-
mille rester un accident. Seulement, remédier à ces abus,
empêcher l'incurie, la négligence, et ce qui est plus triste à
dire, annihiler les fâcheuses exigences d'une position malheu-
reuse, voilà ce qu'il est difficile d'obtenir ; voilà ce à quoi il devient souvent impossible de mettre obstacle. Qu'on ne perde
pas de vue, cependant, que s'il existe pour le choléra des
causes que des rapports obligés de nations à nations ne
peuvent toujours éviter, il en est d'autres d'extension, de

propagation, que la persuasion, la charité, l'empressement de tous parviendront un jour à affaiblir.

II. SYMPTÔMES DIFFÉRENTIELS.—Le choléra de 1866 a, comme ceux qui l'ont précédé, presque toujours été annoncé par la diarrhée prémonitoire. Ont été observés, à n'en pouvoir douter, quelques cas foudroyants. Mais en cherchant bien, on resterait assuré que leur nombre est encore moins grand qu'on l'a avancé, et qu'il se trouverait réduit à un chiffre tout à fait exceptionnel. On peut donc presque dire que le choléra de 1866 fut précédé, dans presque toutes les circonstances, d'une légère diarrhée. Cette diarrhée, de bilieuse qu'elle était d'abord, devenait séreuse, en même temps que plus abondante; un trouble général indéfinissable survenait; des vomissements avaient lieu et arrivaient les crampes dans les extrémités. Disons néanmoins que ce dernier symptôme a manqué quelquefois et qu'il était remplacé par des douleurs contusives, principalement dans les jambes. Le malade se refroidissait à l'extérieur, tandis qu'une chaleur dévorante le rongeait à l'intérieur. La peau prenait une teinte violacée, les yeux se déprimaient dans l'orbite, le pouls devenait insensible, l'urine cessait d'être sécrétée. Aux derniers moments, les yeux en se fermant ne laissaient plus apercevoir que la sclérotique, la peau cessait d'être contractile et se couvrait d'une sueur gluante, la torpeur était considérable ; on observait alors quelquefois un peu de délire vague, et la vie s'échappait sans nulle secousse ; à peine l'assistant s'en apercevait-il, tant l'aspect d'un cholérique, à son dernier moment, ressemble à celui d'un cadavre. Si le pouls restait tant soit peu appréciable, si la cyanose n'était pas complète, si la peau n'avait pas perdu toute contractilité, tout espoir n'était pas évanoui. Aux épidémies précédentes et surtout en 1832 et en 1849, à cet état succédait quelquefois une réaction ; le pouls se ranimait alors, la peau reprenait de la chaleur, un violent éréthisme, qui n'était pas sans danger, en était la suite. Mais enfin, la réaction se faisait. En 1866 (cette même disposition, au reste, seulement moins caractérisée, avait été observée en 1854), on vit souvent les vomissements cesser, les évacuations devenir moins abondantes, le pouls reparaître, tout en restant à peine perceptible, la peau reprendre de la chaleur, la sécrétion des urines même se faire. Mais le malade restait dans cet état trois, quatre, cinq jours et même plus et s'éteignait ainsi, sans qu'il survint aucune réaction franche. Cette disposition, qui n'était pas rare, fit dire à quelques médecins d'un excellent jugement, que le choléra de 1866 n'était pas celui de 1832 et de 1849. Je n'oserais aller jusque là. Je ne puis, cependant, m'empêcher d'avouer que cette modification dans la maladie mérite une attention particulière. Ne sait-on pas que souvent une maladie est sur le point de devenir moins grave, lorsqu'il s'opère en elle quelque changement? Ce n'est encore là, toutefois, qu'une vague espérance, puisque malheureusement le choléra de 1866 fut tout aussi grave et tout aussi désastreux que ses devanciers, et cette demi asphyxie qui se prolongeait n'affaiblissait en rien la gravité générale du mal, puisqu'elle enlevait la plupart des malades.

Comme preuve de cet état, j'ai cité plus haut un malade que j'avais visité à Lillebonne, mais cette observation, il ne me fut pas possible de la compléter comme la suivante :

Duf..., âgé de 45 ans, employé des ponts-et-chaussées, est pris dans la nuit du 4 au 5 octobre 1866, d'accidents choériques. Il avait la diarrhée depuis deux jours. Je le vois le 5 au matin. Selles *riziformes* abondantes, vomissements de même nature, crampes dans les extrémités, yeux excavés, voix altérée, conservation d'un peu de chaleur à la peau, commencement de cyanose, le pouls va constamment en se déprimant.

Le 6, la chaleur est restée la même, les vomissements ont cessé, les déjections alvines continuent, aphonie complète, pouls à peine perceptible.

Le 7, même état, point d'urine, la soif est extrême.

Le 8, le pouls semble s'élever un peu ; le malade urine une fois, hoquet continu, pas de selles.

Le 9, le hoquet a cessé, les selles sont revenues, elles sont plus colorées; l'urine n'a pas reparu, la stupeur est profonde; c'est avec peine qu'on en tire le malade un instant, il y retombe aussitôt, le pouls conserve un peu de résistance.

Duf... meurt le 10 à deux heures du matin, restant jusqu'à la fin dans le même accablement.

Sa femme, qui l'avait soigné, fut prise de la diarrhée, son mari étant encore vivant; des symptômes de choléra se manifestent chez elle aussitôt après la mort de ce dernier; elle est transportée à l'hôpital où elle meurt trois jours après son entrée, dans des conditions identiques à celles qu'avait présentées celui-ci.

Ce qui donc, dans mon opinion, différencie le choléra de 1866 de ceux de 1832 et de 1849, ce sont une marche plus lente dans les symptômes, très souvent le défaut de crampes et une réaction difficile à obtenir, phénomènes qui, d'ailleurs, n'affaiblissaient en rien la gravité de la maladie.

III. ACCIDENTS. — SUITES DE LA MALADIE. — Il arrive au choléra ce que l'on observe dans les varioles graves, dans les fièvres typhoïdes, dans toutes les maladies, en un mot, qui portent un trouble profond dans l'hématose, c'est qu'il laisse après lui toute sorte d'affections; j'ai déjà parlé d'une diphthérite survenue à Lillebonne chez une jeune fille, dans la convalescence d'un choléra. J'en observai une nouvelle au Havre, chez une femme, dont l'observation terminera ce paragraphe. Cette observation, au reste, résume en quelque sorte presque toutes les complications qui peuvent surgir dans la convalescence de cette maladie. Ce que l'on put encore constater, ce furent des abcès dans diverses parties du corps, des furoncles assez étendus, des écoulements par l'oreille, résultats d'otite. Un malade qui mourut dans la réaction était atteint d'un double hypopyon.

Madame F....., âgée de 48 ans, encore menstruée, conser-

vant habituellement une grande susceptibilité de l'estomac et
des intestins, avait la diarrhée depuis deux jours, quand le 4
septembre elle fut atteinte des premiers symptômes du choléra; évacuations abondantes de matières liquides et blan-
châtres, point de vomissements, yeux enfoncées dans l'orbite, refroidissement, sueur gluante, sentiment de chaleur
dévorante dans la région abdominale, anxiété extrême, pouls
à peine perceptible, absence de crampes.

Le 5, les vomissements sont survenus dans la nuit, les
selles s'éloignent, le pouls s'est relevé, la peau est toujours
glaciale, la voix est moins cassée, point d'urine dans la vessie.

Le 6, évacuation d'urine au matin, le pouls est meilleur,
les vomissements continuent, la soif est très vive, pas de
selles, les menstrues attendues commencent à paraître.

Le 7, le mieux se soutient, les menstrues n'ont point reparu, les vomissements continuent, retour de selles colorées
par un sang noir, qui exhalent une odeur infecte.

Le 8 et le 9, cessation des vomissements et des selles, soif
extrême.

Le 10, apparaissent les premiers symptômes d'une diphthérite qui envahit toute la bouche et le commencement de
l'œsophage ; surviennent quelques vomissements de matières
poracées, la chaleur de la peau est devenue naturelle, le
pouls s'est relevé.

Cette diphthérite se guérit avec une grande lenteur, et le
15 se déclare un phlegmon qui envahissant l'oreille et tout le
côté gauche du cou, devient très dur. Ce phlegmon dégénère
en abcès qui prend d'abord cours par l'intérieur de l'oreille,
mais cette issue n'étant pas suffisante, on est obligé de faire
une ouverture artificielle à la partie supérieure du cou, au
dessous du lobe de l'oreille. Cet abcès qui fut très longtemps
à se fermer, donna lieu à une abondante suppuration. La con-

valescence générale fut longue et ce ne fut qu'au bout de cinq semaines que madame F.... fut assez forte pour aller à la campagne, où elle se rétablit complètement.

Cette observation nous donne la mesure de ce qu'était la plupart des convalescences cholériques, entravées par une foule d'accidents. Ce qui était inévitable à la suite de tout choléra, même pour ceux qui échappaient aux abcès, aux furoncles et aux éruptions profondes, c'étaient des douleurs dans la région lombaire que les malades conservaient très longtemps et une très forte irritabilité gastro-intestinale qui, pour le genre d'alimentation, motivait une grande surveillance.

IV. ESSAIS DE TRAITEMENT. — Découragé des essais, trop souvent infructueux, des opiacés à hautes doses, du hachisch, du sulfate de strychnine, du sulfate de cuivre, etc., le médecin, généralement dans le cours de cette nouvelle épidémie, s'attacha à une médecine plus rationnelle. Afin de modifier l'état de l'estomac et des intestins, au début, il administrait l'ipéca et les purgatifs salins. Les vomissements étaient combattus par les eaux alcalines gazeuses ou la potion de Rivière. On faisait suivre les astringents comme l'azotate de bismuth, le ratanhia, le cachou, la solution de perchlorure de fer, etc. Les excitants de tous les genres à la peau étaient ensuite employés ; s'ils ne guérissaient, ils calmaient du moins souvent un peu la douleur. Les lavements abondants à l'eau chaude simple ou aiguisée de chlorhydrate de soude semblèrent, en certaines circonstances, avoir été suivis d'effets avantageux. Il en fut de même du vésicatoire à l'épigastre qui, comme on l'avait déjà remarqué en 1865, eut le pouvoir d'arrêter les vomissements et de diminuer le sentiment d'ardeur dans l'abdomen qu'éprouvent les cholériques. Un de nos distingués confrères, enhardi par les tentatives d'un médecin célèbre de Paris, voulut ressusciter les larges évacuations sanguines qu'on employait, il faut le dire, en 1832, et comme je l'ai constaté dans une histoire de l'épidémie cholérique de cette époque, avec un certain succès. Dans un cas où l'algidité était complète il réussit au delà de ses espérances, qui étaient à peu près perdues.

Je ne m'étendrai pas sur les précautions hygiéniques à prendre; j'en ai déjà parlé dans le cours de ce mémoire. Mais je ne terminerai pas ce paragraphe sans parler des bons effets que j'obtins d'un système hygiénique employé chez les ouvriers des ponts-et-chaussées, occupés à creuser les vastes bassins sur l'emplacement de l'ancienne citadelle. Ces ouvriers dans ce moment atteignaient le chiffre de sept cents. Quelques cas de choléra s'étaient déclarés parmi eux. Le 8 septembre, je reçus, de M. l'Ingénieur chargé des travaux, la lettre suivante :

« L'Ingénieur ordinaire,

» A Monsieur le docteur Lecadre, médecin des ou-
» vriers de l'administration des Ponts-et-Chaussées, au Havre.

» Monsieur le docteur,

» A l'époque de la construction de la forme de radoub (1)
» et dans des conditions analogues à celles où nous nous
» trouvons actuellement, vous avez bien voulu me faire con-
» naître les précautions hygiéniques à prendre dans l'intérêt
» de la santé des ouvriers. Les prescriptions que vous m'a-
» viez indiquées ayant eu les plus heureux résultats, je vous
» serais reconnaissant de me venir en aide une fois encore.
» La population ouvrière attachée aux travaux de la citadelle
» ne s'élève pas à moins de 700 hommes, la plupart employés
» au creusement de fouilles profondes. Quelles dispositions
» prendre pour les sauvegarder?.....

» Agréez, Monsieur le Docteur, l'assurance de ma considé-
» ration la plus distinguée,

» *Signé* : E. Bellot. »

---

(1) La forme de radoub fut commencée en 1854 et 1855, à l'époque du choléra.

Je répondais à cette lettre, quelques jours après :

« Havre, le 13 septembre 1866.

» A Monsieur l'Ingénieur, employé aux travaux du bassin
» de la citadelle.

» Monsieur l'Ingénieur,

» J'ai dû visiter hier les travaux du bassin de la citadelle.
» Les fouilles ont nécessairement mis à découvert une très-
» grande superficie de vase. Dans un seul endroit, du côté du
» bassin de Leure, se dégagent des émanations assez abon-
» dantes d'hydrogène sulfuré.

» Cette grande superficie de terrains mis nouvellement à
» découvert occasionnerait certainement des cas nombreux
» de fièvres paludéennes, si la constitution médicale actuelle
» s'y prêtait. Les émanations d'hydrogène sulfuré donnent iné-
» vitablement lieu à des ophthalmies, mais n'ont absolument
» rien de dangereux. Il n'existe positivement aucune relation
» entre la constitution de ces travaux, telle qu'elle est au-
» jourd'hui, et la production des quelque cas de choléra qui
» se sont manifestés parmi nos ouvriers.

» Ce qui prouve cette assertion, c'est ce qui existe, c'est-à-
» dire le petit nombre de cholériques parmi eux, puisque sur
» un personnel de sept cents ouvriers, à peine a-t-on pu con-
» stater sept ou huit cas de choléra à des degrés divers.
» ....

» Devant un pareil état de choses, qui n'a rien que d'assez
» satisfaisant, pourrait-on opposer quelques mesures hygié-
» niques qui le rendraient encore meilleur ? je le crois, si les
» ouvriers veulent s'assujettir à de certaines précautions.

» Parmi ces précautions à prendre je placerais : 1° l'usage
» du café à l'eau, pris surtout à jeun, avant l'ouverture des
» travaux et même plusieurs fois par jour ; 2° l'interdiction

» complète de l'usage des autres boissons froides, et prin-
» cipalement de l'eau pure, surtout lorsque l'ouvrier est en
» sueur. L'eau ingérée perdrait beaucoup de son inconvé-
» nient, si on l'aiguisait d'une petite quantité de bonne eau-
» de-vie (deux cuillerées dans un verre d'eau), 3° l'habitude
» de se laver le visage et les mains aussitôt après la cessa-
» tion du travail ; 4° la précaution de ne jamais manger, les
» mains encore souillées de vase.

» ....

» Comme le choléra est presque toujours précédé d'une
» diarrhée qu'on appelle prémonitoire qui existe quelquefois
» deux ou trois jours avant l'invasion de la maladie, il serait
» d'une grande importance de prévenir les ouvriers de pren-
» dre un billet de maladie et d'aller trouver le médecin aus-
» sitôt qu'aurait lieu l'apparition de la diarrhée.
» Recevez, Monsieur l'Ingénieur, la nouvelle assurance de
» ma bien parfaite considération.
» Le médecin des ouvriers de l'administration des Ponts-
» et-Chaussées au Havre,

» A. A. LECADRE. »

Après réception de cette lettre, avec un empressement et
une sollicitude qui l'honorent, M. Bellot fit donner aux ouvriers une première tasse de café au travail de la nuit ; une
deuxième à neuf heures du matin. Défense à la cantine éta-
blie sur les travaux de ne débiter que de l'eau à laquelle on
ajoutait une petite quantité d'eau-de-vie. Furent placardées
ces dispositions et en outre celles des lotions fréquentes du
visage et des mains en sortant du travail et avant le repas,
et l'ordre de prendre un billet de maladie à la première invasion diarrhéique.

Ces mesures, quoiqu'il en coûtât à l'administration 35 cen-
times par homme et par jour, furent maintenues jusqu'à la
cessation complète du choléra au Havre. De ce moment, on
ne constata plus parmi les ouvriers que trois cas de choléra,

dont l'un fut mortel; ce fut celui de Duf.,., dont j'ai donné plus haut l'observation, et l'on peut, je pense, sans présomption, attribuer ce résultat au bon emploi de ces mesures. Bien des ouvriers appartenant à la même administration vinrent me trouver avec une diarrhée commençante que le régime et quelques astringents firent aisément disparaître.

Trouve ici sa place, un fait qui s'est passé également dans le service des Ponts-et-Chaussées, et qui prouve combien l'isolement et certaines autres précautions peuvent neutraliser les effets de transmissibilité et conduire à des résultats avantageux.

Le 19 septembre, au matin, je me rendais à bord du bateau à vapeur le *Baliseur*, nolisé par l'administration des Ponts-et-Chaussées pour les besoins des travaux. Ce bateau stationnait dans l'avant-port. La nuit, dans une chambre de trois mètres, tout au plus, dans sa plus grande largeur, où se trouvaient quatre lits, trois hommes étaient affectés de diarrhée abondante avec quelques envies de vomir et commencement de refroidissement. Une demi-heure après ma visite ces trois hommes étaient transportés à l'hospice où l'on s'empressa de les isoler. Le bateau fut aussitôt vidé de tout son monde, les écoutilles et les panneaux furent ouverts pour donner de l'air au logis de l'équipage. On plaça le *Baliseur* au milieu du bassin de Leure avec un seul gardien à bord, éloigné de toute communication. Les trois hommes guérirent. Le navire reprit son service dix jours après. Aucun nouvel accident ne se manifesta à bord.

Après de tels faits, on peut certainement conclure que si dans le cours d'une épidémie cholérique il était possible de prendre des mesures promptes et énergiques, et d'y persévérer, on éviterait bien des accidents. Qui peut dire qu'on ne parviendrait pas à déterminer un temps d'arrêt dans la propagation de la maladie ?

V. STATISTIQUE OFFICIELLE DU CHOLÉRA AU HAVRE EN 1866.

Date de l'invasion de la maladie	Date de la cessation de la maladie	Age.	Sexe.	Nombre de personnes atteintes	Nombre de décès.
		De 1 jour à 10 ans	garçons......	55	40
			filles	28	23
		De 10 à 20 ans......	garçons......	16	6
			filles	11	4
2 Août 1866....	28 Nov. 1866....	De 21 à 60 ans......	hommes.....	121	83
			femmes......	98	67
		De 61 ans et au-dessus.....	hommes.....	11	9
			femmes......	12	10
			TOTAUX....	352	242

Il résulte de ce tableau que les âges les plus maltraités furent ceux de l'adulte et de la première enfance. Le nombre des hommes atteints dépasse de cinquante-quatre celui des femmes et dans le chiffre des décès de trente-quatre celui des femmes décédées.

L'attention de l'administration ne fut éveillée que le 2 août· Cependant dès le mois de juillet on avait pu constater quelques choléras. On prétend même qu'à la fin du mois de juin, comme nous l'avons établi plus haut, deux hommes, dont un émigrant, furent emportés par la maladie. Sur le nombre de trois cent cinquante- deux personnes atteintes, de quatre-vingt à quatre-vingt-cinq, le quart à peu près, furent soignées à l'hôpital. Or, entrent à l'hôpital, outre quelques célibataires qui n'ont aucun assistant pour les soigner à leur domicile, des gens sans nulle ressource dans leur intérieur, dont les logements sont souvent insalubres, qui ont souvent éprouvé les effets du besoin, les nécessiteux, en un mot, qui formèrent la très-grande majorité des cholériques en 1866.

Dans tous les temps, lors de l'invasion de toute épidémie grave, ce sont toujours ceux-là qui sont les plus nombreux, les premiers frappés et les plus grièvement atteints.

Havre. — Imprimerie LEPELLETIER, rue Séry.

9 782013 673921